Depression und was jetzt?

Ratgeber von einem Betroffenen

Peter sucht das Glück

Glück und Unglück sind eng
verbunden

Alpen Tod

Die Heimat der Teddybären

René Burkhard

Depression und was jetzt?

Ratgeber von einem Betroffenen

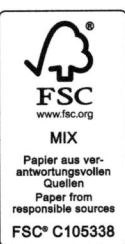

© 2023, René Burkhard
Herstellung und Verlag:
BoD – Books on Demand, Norderstedt
ISBN: 9783757892357

René Burkhard

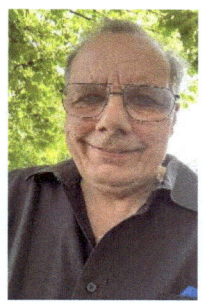

René Burkhard, geboren am 13. Februar 1958, wohnhaft in Niederhasli, Kanton Zürich, ist ein aufstrebender Autor aus der Schweiz. Nach einer langjährigen Karriere als Lehrperson in Wirtschaft entschied er sich im Zuge der Coronapandemie und einer depressiven Erkrankung dazu, seinen Beruf aufzugeben und sich seiner Leidenschaft für Literatur und das Schreiben zu widmen.

Im Juni 2023 veröffentlichte René Burkhard sein erstes Buch mit dem Titel „Peter sucht das Glück". Dieser Liebesroman erzählt die Geschichte von Peter, der auf der Suche nach innerer Erfüllung und Liebe ist.

Der Roman erhielt positive Resonanz und ermutigte Burkhard dazu, weiterhin literarisch tätig zu sein.

Mitte September des gleichen Jahres erschien der Folgeband „Glück und Unglück sind eng verbunden". In diesem Buch setzt Burkhard seine Erzählung fort und führt die Leser*innen in die komplexen Beziehungen der Protagonisten ein. Die Fortsetzung erhielt ebenfalls viel Anerkennung und stärkte René Burkhard in seiner Entscheidung, sich noch intensiver dem Schreiben zu widmen.

Anfang Oktober wird der erste Thriller von René Burkhard veröffentlicht. Mit „Alpen Tod" entführt er die Leser*innen in eine spannende und gefährliche Welt, die in der atemberaubenden Kulisse der Schweizer Alpen spielt. Der Thriller verspricht eine mitreißende Handlung und fesselnde Charaktere. Vor diesem Buch hat er noch ein liebevolles Bilderbuch für kleine Kinder erstellt mit dem Titel: „Die Heimat der Teddybären"

Um seine schriftstellerischen Fähigkeiten weiterzuentwickeln, nahm René Burkhard an verschiedenen Schreibkursen teil. Unter anderem belegte er Kurse bei renommierten Autorinnen und Autoren wie Tanja Kummer und Matthias Nawras und Larissa Boehnig, um sein Handwerk zu perfektionieren. Zusätzlich absolvierte er eine Ausbildung bei der Textmanufaktur als Schriftsteller.

Mit seiner Leidenschaft für das geschriebene Wort und seinem beeindruckenden Debüt im Literaturbereich zeigt René Burkhard eine vielversprechende Zukunft als Autor. Man kann gespannt sein, auf welche weiteren Werke er die Leser*innen in Zukunft entführen

Inhaltsverzeichnis

Im Dunkeln gefunden: Meine Reise durch die
Depression 16

Verstehen, Akzeptieren und Bewältigen: Ein Leitfaden
zur Depression 25

Die Schatten meiner Vergangenheit 34

Neuronale Verknüpfungen: Schlüssel zur
Informationsverarbeitung und Heilung 38

Die vier Jahreszeiten einer Depression 47

Reise aus der Dunkelheit: Geschichten der Hoffnung
und Heilung 53

Die Herausforderungen der Generation Z: Depression
und psychische Gesundheit bei Jugendlichen 61

Vorwort

Eine Depression ist eine ernst zu nehmende Erkrankung, die Millionen von Menschen weltweit betrifft. Als Angehöriger oder enger Freund einer Person, die an Depressionen leidet, kann es schwierig sein, die richtigen Worte zu finden und angemessen zu reagieren. In diesem Ratgeber soll Ihnen geholfen werden, mit der Situation umzugehen und Ihrem betroffenen Angehörigen bestmöglich zur Seite zu stehen.

Vielleicht haben Sie selbst schon einmal diese düstere Phase durchlebt, in der alles hoffnungslos erscheint. Sie haben bemerkt, wie sich Ihr eigenes Wesen veränderte, Ihr einst fröhlicher Geist wurde von Dunkelheit überschattet. Schlaflosigkeit und ein bedrückendes Gefühl auf der Brust waren Ihnen nicht fremd. Ihr enges Umfeld mag Veränderungen an Ihnen bemerkt haben, während Sie selbst vielleicht dachten, dass es sich lediglich um eine vorübergehende Phase handelt.

Depressionen sind jedoch weit mehr als nur vorübergehende Stimmungsschwankungen. Sie sind eine ernsthafte psychische Erkrankung, die angemessene Hilfe und Unterstützung erfordert. Als Mensch, der selbst diese Dunkelheit erlebt hat, kann ich jedoch eine einzigartige Perspektive einbringen und sind in der Lage, Empathie und Verständnis zu zeigen.

In diesem Ratgeber möchte ich Ihnen helfen, meine Erfahrungen zu nutzen, um Ihren Angehörigen durch diese Herausforderung zu begleiten. Sie werden lernen, wie man die Anzeichen und Symptome einer Depression erkennt, wie man Gespräche über dieses sensible Thema führt und wie man praktische Unterstützung leistet. Jede Situation ist einzigartig, aber mit den richtigen Werkzeugen und Informationen versuche ich Ihnen helfen, für Ihre betroffenen Angehörigen da zu sein und Ihnen bei ihrem Weg zur Genesung zur Seite zu stehen.

Einleitung

Die ersten Schritte, um Ihrem Angehörigen zu helfen, bestehen darin, die Anzeichen und Symptome ihrer Erkrankung zu erkennen. Es ist wichtig zu verstehen, dass jeder Mensch anders auf eine Depression reagieren kann. Einige häufige körperliche Symptome sind Schlafstörungen oder ein gestörter Appetit. Ihr Angehöriger könnte auch anhaltende Müdigkeit verspüren oder sich ständig erschöpft fühlen. Auf emotionaler Ebene können sie Traurigkeit empfinden oder das Interesse an Aktivitäten verlieren, die ihnen früher Freude bereitet haben. Es gibt jedoch noch viele andere mögliche Indikatoren für eine depressive Episode – von Konzentrationsproblemen bis hin zur Unfähigkeit, Entscheidungen treffen zu können sowie Gefühle von Wertlosigkeit und Hoffnungslosigkeit. Gespräche über dieses sensible Thema führen, wenn Sie glauben, einen Hinweis darauf gefunden haben, dass jemand in Ihrer Umgebung unter einer depressiven Stimmung leidet, sollten Sie vorsichtig sein bei dem Versuch, dies anzusprechen. Depression wird oft als Tabuthema betrachtet; es fällt vielen Menschen schwer, darüber offen mit anderen Personen sprechen. Wenn möglich, sollte man den Betroffenen nicht direkt konfrontieren, sondern vielmehr einfühlsam fragend nachfragen, wie es ihm geht, genauer gesagt, ob er etwas belastet etc. Sobald ihr betroffener Freund/Angehöriger Vertrauen gefasst hat, können weitere Gesprächsthemen folgen. Wenn diese Person Ihnen gegenüber ihren Gedanken äußert, sollten Sie aufmerksam zuhören und versuchen, ihre Perspektive nachzuvollziehen. Es ist wichtig, keine schnellen Ratschläge oder Lösungen anzubieten – stattdessen sollten sie ihr Verständnis zeigen. Praktische Unterstützung leisten. Es gibt viele praktische Möglichkeiten, wie man jemanden unterstützen kann, der an einer Depression erkrankt ist. Sie können so etwa Ihrem Angehörigen helfen, sich professionelle Hilfe bei einem Therapeuten oder Psychiater einzuholen. Dies könnte bedeuten, dass sie mit ihm einen Termin vereinbaren, wenn dies für ihn schwierig erscheint. Es wäre auch sinnvoll, sich über lokale

Selbsthilfegruppen informieren, um diese Person gegebenenfalls darauf hinweisen zu können. Eine weitere Möglichkeit besteht darin, Ihrer betroffenen Freund/in/Angehörigen dabei zu helfen, eine gesunde Routine beizubehalten. Zu dieser gehören Dinge wie regelmäßige Mahlzeiten, Sport treiben, zur Ruhe kommen etc. Allerdings sollte hierbei beachtet werden, dass es nicht förderlich sein wird, wenn die betroffene Person unter Druck steht, genauer gesagt das Gefühl hat etwas tun „müssen". Fazit. Die Begleitung eines geliebten Menschen durch eine depressive Episode kann herausfordernd sein. Aber indem wir uns bemühen, Empathie und Mitgefühl auszudrücken, können wir dazu beitragen, ihnen in ihrer Genesung zur Seite stehen. Wir müssen jedoch im Hinterkopf behalten, dass jeder Mensch anders reagiert. Daher gilt: Geduld haben, Einfühlsamkeit zeigen sowie Vertrauen schaffen sind wichtige Schritte beim Umgang mit dieser Krankheit.

Im Dunkeln gefunden: Meine Reise durch die Depression

Ich kann mich noch genau daran erinnern, als ich zum ersten Mal von meiner Depression erfahren habe. Ich war damals schon seit über 20 Jahren als Lehrperson für Wirtschaft und Gesellschaft tätig und hatte eigentlich immer gedacht, dass ich mein Leben im Griff hatte. Doch plötzlich spürte ich eine Leere in mir, die einfach nicht mehr wegzugehen schien. Ich unterrichte an einer kaufmännischen Berufsschule und liebe meinen Job. Es ist eine Aufgabe, die mich erfüllt und mit der ich anderen Menschen helfen kann. Aber trotzdem fühlte ich mich zunehmend leerer und motivationsloser. Mit der Zeit wurde es immer schlimmer.

Ich erinnere mich noch genau an den Tag, an dem ich das erste Mal bemerkte, dass etwas nicht stimmte. Es war ein kühler, nebliger Tag und ich saß in meinem

Arbeitszimmer am Schreibtisch, um Unterrichtsmaterialien für meine Schülerinnen und Schüler vorzubereiten. Es fühlte sich an, als ob eine schwere Last auf meinen Schultern läge und ich hatte, das Gefühl innerlich leer zu sein. Ich dachte zunächst, dass es nur ein schlechter Tag war und versuchte mich abzulenken, aber je länger die Coronapandemie andauerte und der Fernunterricht zur Normalität wurde, desto schlimmer wurden diese Symptome. Es ist schwer zu sagen, wann genau es angefangen hat. Vielleicht war es während der ersten Monate der Coronapandemie, als wir alle eingesperrt waren und unser Leben auf den Kopf gestellt wurde. Oder vielleicht war es später, als die Situation immer schlimmer wurde und wir uns daran gewöhnt hatten, Masken zu tragen und ständig von Nachrichten überflutet zu werden. Aber es war nicht nur mein Beruf, der betroffen war. Die Pandemie hatte mein ganzes Leben beeinflusst. Ich wusste tief im Inneren, dass etwas nicht stimmte. Ich hatte das Gefühl, ich hätte die Kontrolle über mein Leben verloren. Es war, als ob ich in einer endlosen Schleife gefangen war

– immer derselbe Tag, dieselben Probleme. Als Lehrer hatte ich immer gerne Zeit mit meinen Schülern verbracht – ihre Begeisterung beim Lernen zu sehen oder ihnen bei ihren Problemen zu helfen. Aber plötzlich waren sie alle nur noch virtuelle Gesichter auf einem Bildschirm.

Eines Abends konnte ich nicht mehr schlafen. Der Fernunterricht und das teilweise nicht Mitmachen von einigen Lernenden machten mir immer mehr Mühe. Ich stand auf und stellte den PC an. Ich wollte noch einmal die Arbeiten meiner Schülerinnen und Schüler durchgehen, um sicherzugehen, dass ich nichts übersehen hatte. Ich saß vor dem Bildschirm und scrollte durch die Aufgaben. Immer wieder blieb mein Blick an den Namen hängen, deren Arbeiten besonders schlecht waren oder gar nicht erst abgegeben wurden. Ich konnte nicht verstehen, warum einige meiner Schülerinnen und Schüler so wenig Interesse am Unterricht zeigten. Die Gedanken kreisten in meinem Kopf immer schneller. Wie sollte ich es schaffen, alle Jugendliche zu erreichen? Warum haben manche keine Lust zu lernen? Ich spürte eine unangenehme Spannung in meinem Körper. Mein Herz raste und meine Hände zitterten leicht.

Ich sitze allein in meinem Büro, umgeben von Dunkelheit. Der Raum ist still und ich kann lediglich das leise Summen meines Computers hören. Die Uhr zeigt drei Uhr morgens an und ich bin immer noch wach. Die Tage sind lang und einsam geworden, da ich keine Schüler, Kolleginnen und Kollegen mehr persönlich sehen kann. Der Bildschirm meines Computers ist mein einziger Kontakt zur Außenwelt geworden. Und jetzt sitze ich hier, meine Finger bewegen sich schnell über der Tastatur, als ich meinem Rektor eine E-Mail schreibe. Ich kann nicht mehr. Ich beschreibe ihm meine Gefühle der Einsamkeit, der Überforderung und des Unbehagens gegenüber dem Fernunterricht während dieser Pandemiezeit. Ich fühle mich ausgelaugt und erschöpft von den täglichen Herausforderungen des Unterrichtens ohne physische Interaktion mit meinen Schülern. Während ich diese Worte niederschreibe, erkenne ich plötzlich die Tiefe von Leere und Traurigkeit – ein Zustand, den mir bis dahin nicht bekannt war. Mein Körper fühlt sich schwer an, als ob eine unsichtbare Last auf mir liegt, die immer größer wird; mein Geist scheint wie eingefroren zu sein; meine Gedanken sind unklar; das Leben scheint sinnlos zu sein; selbst einfache Aufgaben erscheinen unüberwindbar zu sein.

Zwei Tage später saß ich dann endlich in der Praxis meines Hausarztes. Ich erzählte ihm von meinen Symptomen und davon, wie sehr mein Leben durch die Müdigkeit beeinträchtigt wurde. Der Arzt fragte mich nach meinem Alltag und meiner Arbeitssituation. Er hörte geduldig zu und führte dann eine körperliche Untersuchung durch. Als er damit fertig war, setzte er sich wieder vor mich hin: „Sie haben ein Burn-out", sagte er ruhig „Ich werde Sie an einen Psychiater überweisen." Ich war nicht überrascht von seiner Diagnose – ich hatte wirklich ein Burn-out?

Ich stehe vor der Tür des Psychiaters und spüre, wie mein Herz schneller schlägt. Ich weiß nicht, was mich erwartet und ich fühle mich unsicher. Mein Hausarzt hatte mich an diesen Ort überwiesen, weil er ein Burn-out bei mir festgestellt hatte. Als ich die Tür öffne und in das Wartezimmer gehe, fühle ich mich unwohl. Ich nehme Platz und warte auf den Arzt. Als dieser endlich kommt, begrüßt er mich freundlich und bittet mich in sein Büro. Dort angekommen, nimmt er sich Zeit für ein ausführliches Gespräch mit mir. Er fragt nach meinem Leben, meiner Arbeit und meinen Beziehungen. Ich antworte ihm ehrlich und er hört aufmerksam zu. Dann stellt er Fragen zu meinem Gemütszustand: Wie oft fühle ich Trauer oder Niedergeschlagenheit? Wie schlafe ich? Habe ich Appetit? Schließlich sagt der Arzt: „Sie haben eine mittelstarke Depression." Die Welt um mich herum bricht zusammen. Ich kann nicht glauben, was ich gerade gehört habe. Eine Depression? Ich bin doch nicht verrückt! Der Psychiater erklärt mir jedoch geduldig, die Symptome einer Depression – dass es keine Schande ist psychische Probleme zu haben – dass viele Menschen darunter leiden – dass es Therapiemöglichkeiten gibt.

Der Arzt verschreibt mir Medikamente. Ich bin dankbar für seine Hilfe und erleichtert, dass ich darüber sprechen kann. In den folgenden Wochen fühle ich mich etwas besser. Die Medikamente helfen mir, meine Stimmung zu stabilisieren. Der Arzt gibt mir Ratschläge, wie ich mit meiner Depression umgehen kann – wie ich meine Gedanken positiver gestalten kann.

Im Laufe der Zeit lernte ich immer besser damit umzugehen, meine Gedanken zu sortieren und begann sogar damit ein Tagebuch zu führen – eine Art visuelles Tagebuch, mit Bildern, die meine Stimmungen widerspiegelten, sowie Geschichten aus meinem Leben, die wohl zur Depression geführt haben. Die Therapie half mir dabei, viele Dinge in meinem Leben besser zu verstehen. Ich lernte zum Beispiel mehr über Ursachen von Depressionen sowie Techniken zur Stressbewältigung wie Meditation oder Entspannungsübungen.

Doch das Schreiben wurde für mich bald zur wichtigsten Methode, um meine Gedanken auszudrücken. Es gab mir die Möglichkeit all das, was in meinem Kopf vorging, niederzuschreiben, ohne Angst davor haben zu müssen, etwas andere darüber denken würden. So schrieb ich über alles Mögliche: Ängste vor der Zukunft, Schwierigkeiten im Beruf und in der Familie oder auch einfach nur über meine täglichen Erlebnisse. Das Schreiben half mir dabei all diese Gedanken zu sortieren und gab mir die Möglichkeit einen Blick von außen auf mein Leben zu werfen. Die Therapie war nicht immer einfach, aber sie hat mich auf jeden Fall verändert. Ich habe gelernt gewissenhafter mit meinen Emotionen umzugehen und bin stärker aus dieser Zeit herausgekommen, als ich es jemals für möglich gehalten hätte. Ich denke oft darüber nach, wie ich ohne die Hilfe meines Psychiaters heute wohl dastehen würde. Sicherlich wäre ich nicht da, wo ich jetzt bin – an einem Ort der Freiheit und Klarheit, wo das Leben wieder seinen Sinn gefunden hat.

Wo bin ich jetzt? Das ist eine Frage, die ich mir oft stelle. Ich habe meinen Job als Lehrer aufgegeben und mich für das Schreiben entschieden. Es war ein riskanter Schritt, aber es hat sich gelohnt.

Verstehen, Akzeptieren und Bewältigen: Ein Leitfaden zur Depression

Es ist wichtig zu verstehen, dass Depression eine komplexe Erkrankung ist und nicht durch eine einzige Ursache verursacht wird. Oftmals spielen mehrere Faktoren zusammen, um eine Depression auszulösen. Hier sind einige der häufigsten Hauptursachen:

1. Genetik: Eine familiäre Veranlagung für Depressionen kann eine Rolle spielen. Studien haben gezeigt, dass Menschen, deren Eltern oder Geschwister an Depressionen leiden, ein erhöhtes Risiko haben, selbst eine Depression zu entwickeln.

2. Neurochemische Ungleichgewichte: Depressionen können auf ein Ungleichgewicht von Neurotransmittern im Gehirn zurückzuführen sein. Dies betrifft insbesondere Serotonin, Noradrenalin und Dopamin, die für die

Stimmung und das Gefühl des Wohlbefindens verantwortlich sind.

3. Lebensereignisse: Schwerwiegende und belastende Lebensereignisse wie Trauer, Verlust eines geliebten Menschen, Arbeitsplatzverlust, finanzielle Probleme, Beziehungskonflikte oder gesundheitliche Probleme können eine Depression auslösen oder verschlimmern.

4. Persönlichkeitsfaktoren: Menschen mit bestimmten Persönlichkeitsmerkmalen, wie hohe Sensibilität, Perfektionismus, geringes Selbstwertgefühl, große Selbstkritik oder schlechte Bewältigungsstrategien, können anfälliger für Depressionen sein.

5. Chronischer Stress: Langanhaltender Stress kann die Freisetzung von Stresshormonen erhöhen, was wiederum das Risiko für eine Depression erhöhen kann. Dies kann durch Berufs- und Arbeitsbelastung, finanzielle

Schwierigkeiten oder familiäre Konflikte verursacht werden.

6. Hormonelle Veränderungen: Hormonelle Veränderungen während des Lebens einer Frau, wie bei der Geburt oder in den Wechseljahren, können das Risiko für Depressionen erhöhen. Auch Schilddrüsenprobleme können Depressionen verursachen oder verschlimmern.

7. Soziale Isolation: Mangelnde soziale Unterstützung und Isolation können das Risiko für Depressionen erhöhen. Menschen, die wenig soziale Bindungen haben oder sich von sozialen Aktivitäten zurückziehen, sind anfälliger für depressive Symptome.

Es ist wichtig zu beachten, dass jeder Mensch und jede Depression individuell sind und die genauen Ursachen können von Person zu Person variieren. Eine ganzheitliche Betrachtung der Ursachen sowie eine individuelle Behandlung sind entscheidend, um Depressionen erfolgreich zu bewältigen

Das Leben ist geprägt von Erfahrungen, sowohl positiven als auch negativen. Man könnte die negativen Erfahrungen mit einem Schneehaufen vergleichen, der langsam, aber stetig wächst und uns im Laufe der Zeit immer schwerer zu schaffen macht. Je mehr schmutziger Schnee sich ansammelt, desto größer wird die Lawine, die wir Depression nennen. In diesen Momenten fühlen wir uns oft verschüttet, es herrscht Dunkelheit und wir fühlen uns verlassen unter der Last des Schnees. **Doch es gibt Wege, wie man aus dieser Dunkelheit herausfinden kann und die Lawine der Depression aufhäl**t.

1. Akzeptanz: Der erste Schritt besteht darin, die negativen Erlebnisse im Leben zu akzeptieren. Das bedeutet, sich bewusst zu machen, dass das Leben nun einmal aus Höhen und Tiefen besteht und es normal ist, dass man manchmal von negativen Gefühlen überwältigt wird. Indem man diese Gefühle akzeptiert, kann man den Ausgangspunkt für Veränderung schaffen

2. Selbstreflexion: Es ist wichtig, sich selbst zu reflektieren und zu erkennen, welche Gedankenmuster und Verhaltensweisen zu der schädlichen Schneeballwirkung beitragen. Welche negativen Gedanken haben sich angesammelt und verstärken einander? Sind es bestimmte Situationen, Menschen oder Erinnerungen, die diese Lawine auslösen? Indem man sich seiner eigenen Muster bewusst wird, kann man lernen, sie zu identifizieren und anzugehen.

3. Umgang mit Emotionen: Es ist normal, sich in Zeiten der Depression verlassen zu fühlen. Die Dunkelheit und die Last des Schnees können sehr überwältigend sein. Doch es ist wichtig, sich nicht komplett von den Emotionen überwältigen zu lassen. Sich mit anderen Menschen zu umgeben, die einem nahestehen und Verständnis zeigen, kann helfen, die emotionale Last zu teilen und Unterstützung zu finden. Professionelle Hilfe durch

einen Therapeuten oder Psychologen kann ebenfalls sehr wertvoll sein.

4. Ressourcen finden: Es gibt verschiedene Bewältigungsstrategien, die helfen können, die Lawine der Depression zu stoppen und den Schneehaufen zu reduzieren. Dazu gehört etwa körperliche Betätigung, Meditation, Kunsttherapie oder das Schreiben von Tagebüchern. Indem man positive Ressourcen findet und in den Alltag integriert, kann man den Fokus von der Dunkelheit weglenken und somit die Last des Schnees verringern.

Fazit: **Obwohl das Leben mit negativen Erfahrungen und schwierigen Situationen einhergeht, ist es möglich, die Lawine der Depression zu stoppen. Indem man die eigenen Gefühle akzeptiert, sich selbst reflektiert, den Umgang mit Emotionen lernt und positive Ressourcen findet, kann man einen Weg aus der Dunkelheit finden.** Man muss nicht verschüttet und allein sein, sondern kann Unterstützung finden und die Kontrolle über sein Leben zurückgewinnen. Die Schneemassen wurden vielleicht nicht verschwinden, aber man kann lernen, sie zu reduzieren und sich nicht von ihnen überwältigen zu lassen.

Wenn Angehörige bemerken, dass jemand depressiv ist, aber die betroffene Person dies nicht akzeptieren möchte, ist es wichtig, sensibel und mitfühlend vorzugehen. Hier sind einige Schritte, die Angehörige unternehmen können:

1. Informiere dich über Depression: Lerne so viel wie möglich über Depressionen, ihre Symptome und Auswirkungen, um besser verstehen zu können, was die betroffene Person durchmacht. Dies wird dir helfen, einfühlsamer und unterstützender zu sein.

2. Vermeide Vorurteile und Schuldzuweisungen: Es ist wichtig, dass du Verständnis zeigst und Urteile über die Depression der Person vermeidest. Depression ist eine Krankheit, keine persönliche Schwäche, und

es ist wichtig, dass die betroffene Person dies versteht.

3. Dränge die Person nicht: Zwinge die Person nicht dazu, ihre Depression anzuerkennen oder darüber zu sprechen, wenn sie dazu noch nicht bereit ist. Gib ihr stattdessen Zeit und Raum, um ihre eigenen Gedanken und Gefühle zu verarbeiten.

4. Sei unterstützend und verfügbar: Zeige der Person, dass du für sie da bist und sie unterstützt, egal ob sie ihre Depression akzeptiert oder nicht. Biete dein offenes Ohr an und versuche, vertrauensvolle Gespräche aufzubauen.

5. Empfehle professionelle Hilfe: Wenn die Symptome der Depression anhalten oder sich verschlimmern, ist es wichtig, dass die Person professionelle Hilfe in Anspruch nimmt. Informiere sie über die Vorteile einer Therapie oder einer psychiatrischen Beratung und

biete an, ihr bei der Suche nach einer geeigneten Fachkraft zu helfen.

6. Sorge für selbst: Es ist wichtig, dass du als Angehöriger auch auf deine eigene mentale Gesundheit achtest. Unterstützung und Betreuung können anstrengend sein, daher ist es wichtig, dass du dir selbst Zeit für Erholung und Selbstfürsorge nimmst. Suche selbst Hilfe und Unterstützung bei Bedarf.

Es ist wichtig zu beachten, dass du als Angehöriger keine professionelle Behandlung ersetzen kannst. Letztlich liegt es an der Person selbst, Unterstützung zu suchen und mit ihrer Depression umzugehen. Deine Rolle besteht darin, ein unterstützendes Umfeld zu schaffen und die betroffene Person dabei zu unterstützen, den Weg zur Genesung zu finden.

Die Schatten meiner Vergangenheit

Mein dreckiger Schnee begann bereits in meiner Kindheit. Meine Eltern hatten nicht viel Geld, während andere Kinder in den Urlaub fuhren, wurde ich wegen unserer finanziellen Lage verspottet. Zusätzlich dazu trug ich eine Brille mit einem Klebestreifen auf dem Glas, was mich zu einem leichten Ziel für Mobbing machte. Mit meinem Asthma und meiner Unfähigkeit, an sportlichen Aktivitäten teilzunehmen, wurde ich zu einem schwachen Opfer, das in Gruppen verprügelt wurde. In dieser Zeit baute sich eine Wut in mir auf, die zu unkontrollierbaren Wutausbrüchen führte. Ich zerstörte mein Kinderzimmer oder warf eine Tasse gegen die Wand, die in tausend Scherben zersplitterte. Doch dann änderte ich meine Taktik und wartete auf diejenigen, die mich in der Gruppe angriffen und schlug sie einzeln zusammen. Als mir dann ein Lehrer einmal sagte, dass die Dümmsten am weitesten kommen, wurde das wohl der Auslöser, um der Welt das

Gegenteil zu beweisen. Ich konnte es schaffen, aber es kostete mich auch eine enorme innere Anstrengung.

Wenn man erst in einer Therapie erfährt, dass ich als Kind sexuell von einer Frau missbraucht wurde und ich in meiner Jugend Schwierigkeiten hatte, eine intime Beziehung zu Frauen aufzubauen, fühlt man sich im Nachhinein sehr unwohl. Mein Schwager, den ich mochte, beging Selbstmord mit seinem Deltasegler. Der Vater meiner Mutter wurde von einem betrunkenen Fahrer getötet und meine Mutter erlitt eine Fehlgeburt mit Zwillingen. Mein Vater erkrankte an einem Hirntumor und griff meine Mutter an. Ich rief den Rettungsdienst an, sie banden ihn fest und in einem kurzen Moment schaute er mich mit Tränen in den Augen an und fragte mich, warum ich ihm das antue. Drei Monate später erkannte er mich nicht mehr. Einige Jahre später vereinbarte ich einen Termin mit meiner Mutter, aber sie nahm das Telefon nicht ab. Wir gingen mit der Polizei in ihre Wohnung und fanden sie dort seit zwei Tagen liegend vor. In drei Kliniken gab es keinen Platz für sie und erst nach zwei Stunden fanden wir einen Platz in der vierten Klinik. Drei Tage später verstarb sie. Ich könnte noch mehr schreiben, aber während der Coronapandemie hat mich dieser schwere Schicksalsschlag überwältigt und eine Depression ausgelöst.

Die Depression war beendet, aber ich spürte dennoch keine Motivation oder den Wunsch, weiterhin als Lehrer tätig zu sein. Daher entschied ich mich dazu, vorzeitig in den Ruhestand zu gehen, um mich stattdessen intensiv mit meiner Leidenschaft für Literatur zu beschäftigen. In der Zeit nach meiner Pensionierung habe ich mich intensiv weitergebildet und begonnen, meine eigenen Geschichten zu schreiben. Drei gute Romane sind aus meiner Feder geflossen, auf die ich wirklich stolz bin. Um meine Werke einer breiteren Öffentlichkeit zugänglich zu machen, habe ich mich dafür entschieden, diese selbst zu veröffentlichen. Dies war mit vielen Herausforderungen verbunden, da es schwierig ist, in diesem hart umkämpften Markt erfolgreich zu sein. Dennoch ist es für mich die Hingabe

und Leidenschaft für die Literatur, die mich voran-
treibt. Das Schreiben meiner Romane bereitet mir un-
glaublich viel Spaß und lässt mich meine Kreativität
ausleben. Erfolg definiere ich nicht nur durch finanziellen Gewinn, sondern vor allem durch die Freude und
Erfüllung, die ich beim Schreiben empfinde.

Neuronale Verknüpfungen: Schlüssel zur Informationsverarbeitung und Heilung

Die neuronalen Verknüpfungen im Gehirn spielen eine entscheidende Rolle bei der Verarbeitung und Speicherung von Informationen. Das menschliche Gehirn besteht aus rund 86 Milliarden Nervenzellen, auch Neuronen genannt, die über Verbindungen, sogenannte synaptische Verknüpfungen, miteinander kommunizieren. Diese Verknüpfungen entstehen durch wiederholte Nutzung bestimmter neuronalen Pfade. Wenn wir eine bestimmte Handlung, Gedanke oder Erfahrung wiederholt haben, werden die beteiligten Neuronen dazu angeregt, sich stärker miteinander zu verbinden. Dies führt dazu, dass diese Pfade im Gehirn gestärkt werden und die Informationen schneller und effizienter übertragen werden können. Diese neuronalen Verknüpfungen sind jedoch nicht statisch. Sie können sich auch verändern und anpassen, je nachdem, welche Erfahrungen wir machen und welche Informationen wir aufnehmen. Dieser Prozess wird als Neuroplastizität bezeichnet. Es ist wichtig zu verstehen, dass erlebte Erfahrungen nicht einfach vom Psychiater gelöscht werden können. Es ist vielmehr eine Frage des Umgangs mit den neuronalen Verknüpfungen und der daraus resultierenden emotionalen Reaktionen. Es ist möglich, neue Denkmuster und Verhaltensweisen zu erlernen und negative, belastende Erfahrungen zu verarbeiten.

Eine Möglichkeit, mit belastenden Erfahrungen umzugehen, ist die Psychotherapie. Durch Gespräche und verschiedene therapeutische Interventionen können neue Ansätze und Denkweisen entwickelt werden, um mit traumatischen Ereignissen umzugehen. Diese neuen Ansätze können dazu beitragen, dass die neuronalen Verknüpfungen, die mit den belastenden Erfahrungen verbunden sind, weniger aktiviert werden. Überdies kann auch die Arbeit an der eigenen mentalen Einstellung und Achtsamkeitsübungen helfen, negative Denkmuster zu erkennen und zu durchbrechen. Eine bewusste Schulung des Geistes kann dabei unterstützen, mit den Herausforderungen des Lebens umzugehen und neue, positive Verknüpfungen im Gehirn aufzubauen. Es ist wichtig zu verstehen, dass das Gehirn sehr komplex ist und es keine schnellen Lösungen gibt, um negative Verknüpfungen zu entfernen. Es erfordert Zeit und Geduld, um neue Denkmuster und Verhaltensweisen zu entwickeln. Mit der richtigen Unterstützung und dem Willen, sich mit den eigenen Emotionen auseinanderzusetzen, können jedoch positive Veränderungen erreicht werden.

Antidepressiva werden häufig zur Behandlung von Depressionen eingesetzt und können einen Einfluss auf die neuronalen Verknüpfungen im Gehirn haben. Es gibt verschiedene Arten von Antidepressiva, die unterschiedlich auf das Gehirn wirken können, aber im Allgemeinen beeinflussen sie die Verfügbarkeit von Neurotransmittern, chemischen Botenstoffen im Gehirn, die an der Signalübertragung zwischen Neuronen beteiligt sind.

Eine der häufigsten Arten von Antidepressiva sind selektive Serotonin-Wiederaufnahmehemmer (SSRI). Sie wirken, indem sie die Wiederaufnahme von Serotonin durch das neuronale Netzwerk im Gehirn blockieren. Serotonin ist ein Neurotransmitter, der an der Stimmungsregulation beteiligt ist. Indem die Verfügbarkeit von Serotonin erhöht wird, kann dies die Stimmung verbessern und die Symptome von Depressionen lindern.

Ein weiterer Typ von Antidepressiva sind trizyklische Antidepressiva (TZA), die ebenfalls die Wiederaufnahme von Serotonin, aber auch von Noradrenalin und Dopamin, beeinflussen können. Durch die Veränderung der Verfügbarkeit dieser Neurotransmitter können TZA die Stimmung regulieren und depressive Symptome lindern.

Ebenso können Antidepressiva auch die Bildung und das Wachstum neuer neuronaler Verbindungen fördern. Dieser Prozess wird als Neurogenese bezeichnet. Es wurde festgestellt, dass bestimmte Antidepressiva das Wachstum von Nervenzellen im Hippocampus unterstützen, einer Gehirnregion, die an der Gedächtnisbildung und -regulation beteiligt ist. Indem neue neuronale Verbindungen gebildet werden, kann dies dazu beitragen, negative Denkmuster zu durchbrechen und depressive Symptome zu reduzieren.

Es ist wichtig zu beachten, dass die genauen Wirkungsmechanismen von Antidepressiva komplex und noch nicht vollständig verstanden sind. Jeder Mensch reagiert möglicherweise unterschiedlich auf die verschiedenen Medikamente, und es kann einige Zeit dauern, bis die volle Wirksamkeit erreicht ist. Es ist auch wichtig anzumerken, dass Antidepressiva in der Regel Teil einer umfassenden Behandlung von Depressionen sind, die auch Psychotherapie, Verhaltensänderungen und Lebensstil Anpassungen umfassen kann. Eine individuelle Beratung mit einem Facharzt oder Psychiater ist daher unerlässlich, um die geeignete Behandlung zu finden und potenzielle Nebenwirkungen und Risiken zu berücksichtigen.

Wie Angehörige den Umgang mit einem Partner, der Antidepressiva einnimmt, bewältigen können

Wenn dein Partner Antidepressiva einnimmt, kann das eine Herausforderung sein – sowohl für ihn als auch für dich als seinen Angehörigen. Es ist wichtig zu verstehen, dass Antidepressiva helfen können, die Symptome von Depressionen zu lindern, aber es ist immer noch notwendig, Geduld, Verständnis und Unterstützung zu bieten. In diesem Ratgeber befassen wir uns damit, wie du als Angehöriger damit umgehen und deinem Partner helfen kannst.

1. Informiere dich über Antidepressiva: Der erste Schritt besteht darin, dich über Antidepressiva zu informieren. Lerne, wie sie funktionieren, welche möglichen Nebenwirkungen auftreten können und wie lange es

dauern kann, bis ihr volles Potenzial erreicht ist. Dieses Wissen kann dir helfen, die Situation besser zu verstehen und eine realistische Erwartungshaltung zu entwickeln.

2. Achte auf deine eigene Selbstfürsorge: Es ist wichtig, dass du auch auf dich selbst achtest. Der Umgang mit einem Partner, der Antidepressiva einnimmt, kann emotional belastend sein. Sorge dafür, dass du genügend Zeit für Ruhe, Entspannung und Selbstpflege findest. Sprich mit Freunden oder einer Selbsthilfegruppe, um deine eigenen Gefühle zu verarbeiten und Unterstützung zu erhalten.

3. Kommunikation ist alles: Eine offene und ehrliche Kommunikation ist entscheidend. Spreche mit deinem Partner über seine Gefühle und wie er sich fühlt. Zeige Verständnis und Mitgefühl, auch wenn du vielleicht nicht genau nachvollziehen kannst, wie er sich fühlt. Biete ihm eine unterstützende

Umgebung, in der er sich sicher fühlt, über seine Erfahrungen und Sorgen zu sprechen.

4. Vermeide Stigmatisierung: Es ist wichtig zu wissen, dass Depressionen und die Einnahme von Antidepressiva keine Schwäche oder ein Zeichen von Versagen sind. Unterstütze deinen Partner und vermeide jegliche Stigmatisierung oder Vorurteile. Ermutige ihn, professionelle Hilfe in Form von Therapie oder Beratung in Anspruch zu nehmen, um die bestmögliche Behandlung zu erhalten.

5. Unterstützung bei der Medikamenteneinnahme: Erinnere deinen Partner, falls erforderlich, an die Einnahme seiner Medikamente. Hilf ihm bei Bedarf, die richtigen Dosen zu organisieren und sicherzustellen, dass er seine Medikamente regelmäßig einnimmt. Denke jedoch daran, dass die Einnahme von Antidepressiva kein Ersatz für eine professionelle Behandlung ist, sondern nur ein Teil der Therapie.

6. Konzentriere dich auf gemeinsame Aktivitäten: Finde Möglichkeiten, Zeit zusammen zu verbringen und Aktivitäten zu unternehmen, die euch beiden Freude bereiten. Dies kann dazu beitragen, eine positive Atmosphäre zu schaffen und das Wohlbefinden deines Partners zu verbessern. Achte jedoch auch darauf, dass er genügend Raum für sich selbst hat, wenn er dies benötigt.

Fazit: Der Umgang mit einem Partner, der Antidepressiva einnimmt, erfordert Verständnis, Geduld und Unterstützung. Informiere dich über Antidepressiva und stehe deinem Partner während seiner Behandlung bei. Durch offene Kommunikation und eine unterstützende Umgebung könnt ihr gemeinsam daran arbeiten, seine Depressionen zu bewältigen und ein erfülltes und glückliches Leben zu führen.

Die vier Jahreszeiten einer Depression

Die Progression einer Depression kann anhand der vier Jahreszeiten deutlich erkannt werden. Nahezu jeder hat wohl bereits eine solche Erfahrung gemacht, besonders nach dem Verlust eines geliebten Menschen. In dieser Phase fühlt man sich wie in einem herbstlichen Wald ohne Blätter, auf einem verschleierten Pfad. Meistens schafft man es aus diesem Zustand herauszukommen, doch je nach Situation wird der Nebel dichter und die Gefühle von Einsamkeit, Traurigkeit und Hilflosigkeit nehmen zu. Der richtige Weg scheint ungreifbar zu sein – dies sind typische Anzeichen für eine bevorstehende Depression.

Manchmal reicht es, dass einem etwas belastet und schon fühlt man sich wie im Winter in seiner Lebenssituation. Die Dunkelheit und Kälte verstärken das Gefühl der Einsamkeit, während man gefangen ist in seinem eigenen Schneesturm. Alles bricht dann zusammen und die Lawine rollt mit all dem über einen hinweg, was bisher nicht verarbeitet wurde. Es herrscht Dunkelheit, Einsamkeit und Stille – keine Motivation mehr, um sich selbst zu retten. Doch dann erscheinen Helfer und bringen einen langsam zurück ins Licht des Lebens.

Mit dem Eintreffen des Frühlings ist die Therapie erfolgreich beendet worden. Es fühlt sich an, als würden die Bäume ihre Knospen erneut entfalten. Die Bereitschaft, mit voller Kraft ins Leben zurückzukehren, ist spürbar. Allerdings existieren immer noch welke Äste am Baum, welche in bestimmten Situationen zu einem Rückfall führen können. Glücklicherweise hat man während dieser Phase der Behandlung gelernt, wie man von diesem Ast herunterkommt und besitzt nun entsprechende Werkzeuge und Hilfen dafür. Falls erforderlich, besteht jedoch auch jederzeit die Möglichkeit einer erneuten Konsultation beim Arzt.

In der Phase der Erholung nach einer depressiven Episode ist es wichtig, verschiedene Maßnahmen zu ergreifen, um einen Rückfall zu verhindern. Hier sind einige Empfehlungen:

1. Kontinuierliche Therapie oder Beratung: Fortsetzung einer Therapie oder Beratung ist entscheidend, um stabile Fortschritte zu erzielen und ein Supportsystem zu haben. Die persönliche Betreuung kann helfen, die Genesung weiter voranzutreiben und Rückfälle zu minimieren.

2. Veränderungen im Lebensstil: Einen gesunden Lebensstil aufrechtzuerhalten, ist von großer Bedeutung. Regelmäßige körperliche Aktivität, ausgewogene Ernährung, ausreichend Schlaf und der Verzicht auf schädliche Substanzen wie Alkohol und Drogen können dazu beitragen, die Symptome der Depression in Schach zu halten.

3. Unterstützung durch soziale Kontakte: Das Aufrechterhalten von engen Beziehungen zu Freunden und Familie ist wichtig für die Genesung und kann helfen, Rückfälle zu verhindern. Regelmäßige soziale Aktivitäten und der Austausch von Gefühlen und Erfahrungen mit anderen können eine immense Unterstützung bieten.

4. Stressmanagement: Stress kann ein Auslöser für depressive Episoden sein. Daher ist es wichtig, effektive Stress Bewältigungstechniken zu erlernen und regelmäßig anzuwenden. Entspannungsübungen wie Yoga, Meditation oder Atemübungen können helfen, Stress abzubauen und das Wohlbefinden zu fördern.

5. Vermeidung von Selbstisolierung: Depressiven Personen neigen oft dazu, sich zurückzuziehen und sozial zu isolieren. Dies kann den Genesungsprozess erschweren. Es ist wichtig, sich aktiv zu beteiligen und soziale

Aktivitäten aufrechtzuerhalten, auch wenn es schwerfällt. Ein unterstützendes soziales Umfeld kann enorme positive Auswirkungen haben.

6. Frühwarnzeichen erkennen: Sich bewusst sein, welche Anzeichen auf einen möglichen Rückfall hinweisen könnten, ist hilfreich. Dies können unter anderem Schlafstörungen, verstärkte Antriebslosigkeit oder ein sich verschlechterndes Stimmungsbild sein. Je früher solche Warnzeichen erkannt werden, desto schneller können geeignete Maßnahmen ergriffen werden.

Es ist wichtig zu beachten, dass jeder Mensch unterschiedlich ist und dass diese Vorschläge nicht für alle gleichermaßen geeignet sein können. Individuelle Situationen und Bedürfnisse sollten mit einem professionellen Therapeuten oder Arzt besprochen werden, um die bestmögliche Unterstützung zu erhalten.

Der Sommer ist eine Zeit der Genesung, in der alles, was uns belastet hat, wie ein Sommerregen schnell von der Sonne getrocknet wird. Gelegentlich ziehen jedoch dunkle Wolken eines Sturms auf, doch normalerweise haben wir diese Situationen im Griff.

Reise aus der Dunkelheit: Geschichten der Hoffnung und Heilung

Namen und Orte verändert

„Der Weg aus der Dunkelheit"

Ein Mann namens Daniel. In seiner Jugend war er ein fröhlicher und lebhafter Mensch, der das Leben in vollen Zügen genoss. Doch mit der Zeit bemerkte er eine stetige Veränderung in seinem Gemütszustand. Gefühle der Niedergeschlagenheit und Hoffnungslosigkeit begannen ihn zu überwältigen. Mit der Zeit wurde Daniel von einer schweren depressiven Erkrankung erfasst. Die einfachsten Aufgaben des täglichen Lebens schienen unüberwindbar und Dunkelheit füllte sein Inneres aus. Die Freunde und Familie von Daniel versuchten, ihn zu unterstützen, aber es schien, als ob er sich immer tiefer in einem scheinbar bodenlosen Loch der Depression verlor. Doch eines Tages traf

Daniel auf Sarah, eine Therapeutin, die sich auf die Behandlung von Depressionen spezialisiert hatte. Sie erkannte seine Verzweiflung und war entschlossen, ihm zu helfen. Durch eine Kombination aus Medikamenten und Psychotherapie begann Daniel allmählich Veränderungen in seinem Leben zu spüren. Er lernte, seine negativen Gedanken zu erkennen und herauszufordern. Mit Sarah an seiner Seite fand er Wege, um seine Ängste und Zweifel anzugehen. Gemeinsam entwickelten sie Strategien, um eine unterstützende Umgebung zu schaffen und soziale Verbindungen aufzubauen. Durch regelmäßige therapeutische Sitzungen und den Einsatz von bewährten Bewältigungstechniken konnte Daniel allmählich aus der Dunkelheit herausfinden. Es war kein leichter Weg, und es gab Rückschläge entlang des Weges. Doch Daniel war nicht allein in seinem Kampf. Er hatte Sarah und andere Menschen in seinem Leben, die ihn unterstützten. Schritt für Schritt kämpfte er sich zurück ins Licht und eroberte sein Leben zurück. Schließlich gelang es Daniel, sein Leben wieder mit Freude und Sinn zu erfüllen. Er war zwar nicht mehr der gleiche Mensch wie früher, aber er fand neue Stärke und Widerstandsfähigkeit in sich. Und so begann er, seine Geschichte zu teilen, um anderen Mut zu machen und ihnen zu zeigen, dass es immer Hoffnung gibt, selbst in den dunkelsten Zeiten.

Diese Geschichten sollen anderen Menschen mit depressiven Erkrankungen zeigen, dass es möglich ist, aus dem tiefen Tal der Depression herauszukommen. Jeder Weg ist einzigartig, aber mit Hilfe, Unterstützung und Selbstfürsorge gibt es immer Hoffnung auf Genesung und ein erfülltes Leben.

Anna war eine junge Frau, die seit Jahren mit einer schweren Depression kämpfte. Sie fühlte sich oft hoffnungslos und hatte Schwierigkeiten, alltägliche Aufgaben zu bewältigen. Anna konnte kaum Freude empfinden und zog sich immer mehr von ihren Freunden und ihrer Familie zurück. Sie hatte das Gefühl, in einem dunklen Tunnel gefangen zu sein und sah keinen Ausweg. Nach langem Zögern entschied sich Anna, professionelle Hilfe zu suchen. Sie suchte einen Therapeuten auf und begann eine Kombination aus Therapie und Medikamenten. Es war ein harter Weg und es gab Rückschläge, aber mit der Unterstützung ihres Therapeuten und ihrer liebevollen Familie konnte Anna allmählich Fortschritte machen. Sie lernte, mit ihren negativen Gedanken umzugehen und entwickelte Bewältigungsstrategien, um ihre depressive Episode zu überwinden. Heute geht es Anna besser, sie hat gelernt, auf sich selbst zu achten und ist stolz auf den Weg, den sie gegangen ist.

Peter war ein erfolgreicher Mann, der scheinbar alles im Leben hatte. Trotzdem litt er unter einer tiefen Depression, die ihn immer wieder überkam. Er fühlte sich innerlich leer und konnte keinen Sinn im Leben finden. Markus verfiel in einen Teufelskreis aus Angst und negativen Gedanken, der ihn isolierte und tiefer in die Depression zog. Peter entschied sich, sich einer stationären Therapie zu unterziehen, um intensive Hilfe und Unterstützung zu erhalten. Es war ein intensiver Prozess, in dem er seine negativen Überzeugungen und Denkmuster analysierte und lernte, sie herauszufordern. Peter arbeitete eng mit Therapeuten zusammen und wurde in der Klinik von einem engagierten Team von Fachleuten betreut. Langsam, aber sicher begann er Fortschritte zu machen und konnte schließlich wieder Hoffnung und Freude am Leben finden. Markus wurde klar, dass er nicht allein war und dass es Menschen gab, die ihm helfen wollten.

Diese Geschichten zeigen, dass Depression eine ernsthafte Erkrankung ist, die nicht unterschätzt werden sollte. Es ist wichtig, professionelle Hilfe zu suchen und Unterstützung von Freunden und Familie anzunehmen.

Therapeuten haben oft umfangreiche Erfahrung in der Arbeit mit depressiven Menschen und verstehen die Herausforderungen, die diese Erkrankung mit sich bringt. Hier sind einige häufige Erfahrungen, die Therapeuten mit depressiven Menschen gemacht haben:

1. Vielfältige Symptome: Depression äußert sich bei jedem Menschen unterschiedlich. Es können klassische Symptome wie gedrückte Stimmung, Energiemangel, Schlafstörungen und Verlust des Interesses an Aktivitäten auftreten. Aber es gibt auch andere Symptome wie körperliche Beschwerden, Konzentrationsprobleme und Gedanken an den Tod.

2. Herausforderungen in der Therapie: Es kann schwierig sein, Menschen mit Depressionen zu ermutigen, eine Therapie zu beginnen oder kontinuierlich daran teilzunehmen. Negative Gedanken und das Gefühl der Hoffnungslosigkeit können die Motivation beeinflussen. Therapeuten müssen Geduld und Einfühlungsvermögen zeigen.

3. Komplexität der Ursachen: Depressionen können durch biologische, genetische, psychologische und soziale Faktoren verursacht werden. Therapeuten müssen eine umfassende Bewertung der individuellen Umstände und Hintergründe durchführen, um die besten Behandlungsansätze zu finden.

4. Bedeutung des sozialen Supports: Soziale Unterstützung ist entscheidend bei der Behandlung von Depressionen. Therapeuten helfen oft dabei, Familienmitglieder, Partner oder Freunde einzubeziehen, um ein unterstützendes Netzwerk zu schaffen.

5. Umgang mit Suizidalität: Depressionen können zu suizidalen Gedanken und Verhaltensweisen führen. Die Therapeuten spielen eine wichtige Rolle bei der Identifizierung, Einschätzung und angemessenen Behandlung solcher Situationen, um das Risiko für den Patienten zu minimieren.

Therapeut zu sein, erfordert eine hohe Fachkompetenz und einfühlsame Herangehensweise. Jeder Fall ist einzigartig, und Therapeuten arbeiten eng mit ihren Patienten zusammen, um individuell angepasste Behandlungspläne zu entwickeln. Durch kontinuierliche Unterstützung und die Verwendung bewährter Therapiemethoden wie kognitive Verhaltenstherapie oder medikamentöse Behandlung können Therapeuten dazu beitragen, den Zustand der depressiven Menschen zu verbessern und ihnen Möglichkeiten zur langfristigen Genesung aufzuzeigen.

Die Herausforderungen der Generation Z: Depression und psychische Gesundheit bei Jugendlichen

Die heutige Generation von Jugendlichen wächst in einer Welt auf, die geprägt ist von sozialen Medien, ständiger Vernetzung und einem erhöhten Druck, immer perfekt und erfolgreich zu sein. Sie sind konstant online und stehen unter dem Einfluss der digitalen Welt, die ihnen oft ein verzerrtes Bild von Realität und Wertvorstellungen vermittelt. Vergleichsdruck, Mobbing und die Furcht vor Ausgrenzung ist zu allgegenwärtigen Problemen geworden.

Hinzu kommen noch die Herausforderungen in Schule und Ausbildung, die Unsicherheit in Bezug auf die Zukunft und die immer höheren Erwartungen an sich selbst. Die Jugendlichen fühlen sich oft überfordert und verlieren den Glauben an sich und ihre Fähigkeiten. Auch der Mangel an sozialer Unterstützung und der Verlust traditioneller sozialer Strukturen können eine Rolle spielen. Jugendliche fühlen sich oft isoliert und alleingelassen, da traditionelle Gemeinschaften und Unterstützungssysteme schwächer geworden sind. Hinzu kommen gesellschaftliche Probleme wie soziale Ungleichheit, Diskriminierung und politische Unsicherheit, die das Wohlbefinden beeinträchtigen können.

Die „Generation Z Depression" äußert sich in verschiedenen Symptomen wie anhaltender Niedergeschlagenheit, Schlafstörungen, Appetitlosigkeit, sozialem Rückzug und Verlust von Interessen und Freude. Es ist wichtig anzuerkennen, dass diese Symptome ernst zu nehmende Anzeichen für eine mögliche Depression bei Jugendlichen sind und professionelle Hilfe benötigen. Es ist eine wichtige Thematik, die nicht ignoriert werden darf. Indem wir über sie sprechen und sie besser verstehen, können wir Jugendlichen helfen, ihre psychische Gesundheit zu verbessern und ihnen den Weg zu einem glücklicheren und erfüllteren Leben ebnen.

Es ist wichtig anzumerken, dass die „Generation Z Depression" nicht ausschließlich auf Jugendliche beschränkt ist, sondern auch andere Altersgruppen betreffen kann. Jedoch sind Jugendliche aufgrund ihrer spezifischen Entwicklungsphase und den Herausforderungen, mit denen sie konfrontiert sind, möglicherweise anfälliger dafür. Die Aufklärung über die Bedeutung von Selbstfürsorge, eine gesunde Work-Life-Balance, die Förderung von sozialen Bindungen und die Stärkung der psychischen Widerstandsfähigkeit können Jugendlichen dabei helfen, mit den Herausforderungen umzugehen und ihre psychische Gesundheit zu schützen.

Wie äußert sich eine Depression bei Kindern? (Quelle: Deutsche-Depressionshilfe)

Depressive Störungen, von leichten Verstimmungen bis zu schweren Erkrankungen, sind unter den häufigsten psychischen Leiden im Kinder- und Jugendalter anzutreffen. Etwa 1 % der Vorschulkinder und rund 2 % der Grundschüler sind betroffen. Bei Jugendlichen zwischen 12 und 17 Jahren erkranken aktuell etwa 3–10 % an einer Depression. Bei Kindern und Jugendlichen kommt es oft vor, dass die Depression mit anderen psychischen Krankheiten wie Angststörungen, Essstörungen oder ADHS einhergeht.

Anzeichen:

Es kann manchmal schwierig, sein, eine depressive Störung bei Jugendlichen sofort zu erkennen.

Das hat verschiedene Gründe:

Die Abgrenzung zwischen normalen Entwicklungsphasen in der Adoleszenz und einer Depression ist kompliziert, da vorübergehende Stimmungsschwankungen sowie Reizbarkeit und andere depressive Symptome Teil des Pubertätsprozesses sind. Andere Verhaltensweisen stehen im Vordergrund (wie erhöhte Reizbarkeit oder häufiges Streiten), sodass Eltern, Lehrer oder Ärzte die Anzeichen für eine Depression übersehen können. Die einzelnen Fälle unterscheiden sich je nach Alter deutlich voneinander. Aufgrund der Befürchtung stigmatisiert zu werden, suchen Familien und junge Menschen oft erst spät Hilfe auf.

Je nach Altersgruppe gibt es Besonderheiten in den Symptomen einer Depression:

Kinder unter einem bis drei Jahren zeigen möglicherweise Traurigkeit, haben einen ausdrucksarmen Gesichtsausdruck, sind leicht reizbar, zeigen selbst stimulierendes Verhalten, wie Körper schaukeln oder übermäßiges Daumenlutschen, wirken teilnahmslos, haben keine Lust zu spielen und zeigen ein vermindertes Interesse an kreativem Spielverhalten. Ess- und Schlafstörungen können ebenfalls auftreten. Vorschulkinder (3–6 Jahre) haben möglicherweise: ein trauriges Gesicht, eine verringerte Gestik und Mimik, sind leicht irritierbar und launisch, können nur schwer Freude empfinden, haben weniger Interesse an Bewegung, zeigen nach innen gekehrtes oder aggressives Verhalten, weisen eine veränderte Essgewohnheit mit Gewichtszu- oder -abnahme auf, leiden unter Schlafstörungen, z. B. Schwierigkeiten beim Einschlafen oder Durchschlafen sowie Albträume.

Schulkinder könnten folgende Symptome zeigen: Verbale Berichte von Traurigkeit, Leistungseinbußen in der Schule, die Sorge, dass die Eltern nicht genug Aufmerksamkeit schenken, suizidale Gedanken, Pubertät und Jugendalter sind durch depressive Symptome gekennzeichnet:

Depressive Symptome gemäß Diagnosekriterien, geringes Selbstvertrauen-Ängste, Konzentrationsschwierigkeiten, Gleichgültigkeit, verschlechterte Leistungen, Stimmungsschwankungen im Tagesverlauf, psychosomatische Beschwerden wie Kopfschmerzen, Suizidversuche, die Diagnose sollte immer von einem Arzt oder Psychotherapeuten gestellt werden.

Die gleichen Diagnosekriterien wie bei Erwachsenen gelten, jedoch sind die typischen Symptome bei jüngeren Kindern oft noch nicht zu finden. Einige der Depressionssymptome gehören wiederum zur normalen jugendlichen Entwicklung: gereizt oder verschlossen sein, Langeweile empfinden oder grübeln und mit sich selbst und der Welt unzufrieden sein. Es ist daher wichtig, bei der Diagnostik die altersspezifischen Unterschiede zu berücksichtigen. Für eine verlässliche Diagnose werden auch immer das Umfeld wie Eltern,

Lehrer und andere Betreuungspersonen in die Bewertung einbezogen.

Ursachen:

Die Ursachen für eine Depression können sowohl biologischer als auch psychosozialer Natur sein. Eine Veranlagung liegt zunächst vor und kann genetisch bedingt oder durch traumatische Erfahrungen in früher Kindheit erworben worden sein. Diese Veranlagung führt zu einer erhöhten Anfälligkeit für depressive Störungen. Auslöser können dann beispielsweise schulstressbedingter Druck sowie Konflikte mit Freunden und Familie sein. Aufgrund dieser Veranlagung kann es aber auch ohne äußere Gründe zur Entwicklung einer Depression kommen.

Behandlungsmöglichkeiten:
Die Behandlung erfolgt meist ambulant in den Praxen von niedergelassenen Kinder- und Jugendpsychotherapeuten sowie Kinder- und Jugendpsychiatern.

Die Therapie beinhaltet:
Eine altersgerechte Aufklärung des betroffenen Kindes/Jugendlichen sowie seiner Eltern über die Erkrankung, Psychotherapie unter Einbeziehung von Familie und anderen Bezugspersonen. Bei schwereren Fällen kann zur Psychotherapie zusätzlich eine medikamentöse Behandlung eingesetzt werden. Interventionen innerhalb der Familie (einschließlich Familientherapie). Suizidalität.

Obwohl Suizide im Kindesalter außergewöhnlich sind, gehören sie zu den häufigsten Todesursachen bei Jugendlichen. Suizidale Gedanken sind ein Symptom der Depression: Bei Jugendlichen mit einer Depression besteht ein bis zu 20-fach erhöhtes Risiko für suizidales Verhalten (Suizidversuch/vollendeter Suizid). Jungen sterben im Vergleich zu Mädchen dreimal so oft durch Selbstmord, wohingegen Mädchen und junge Frauen eine höhere Rate an Suizidversuchen aufweisen. Neben psychischen Erkrankungen stellen vorangegangene Selbstmordversuche, Erfahrungen in Freundes- oder Familiengruppen sowie negative Lebensereignisse weitere Risikofaktoren dar. Die Problematik von suizidalen Gedanken sollte immer ernst genommen und thematisiert werden.

Nachwort

Liebe Leserinnen und Leser, mit meinem Buch „Depression und jetzt?" habe ich versucht, Ihnen einen umfassenden Einblick in die Welt der Depression zu geben. Von einem Bericht aus erster Hand eines Betroffenen bis zu einem Ratgeber und Überblick über die Krankheit, hoffen wir, dass Ihnen diese Zusammenstellung wertvolle Informationen und Einblicke vermitteln konnte.

Depression ist eine psychische Erkrankung, die oft missverstanden und stigmatisiert wird. Durch die Augen eines Betroffenen zu sehen, wie sie den Alltag beeinflusst und das Leben auf so viele verschiedene Weisen berührt, kann für Nicht-Betroffene eine lehrreiche Erfahrung sein. Die Authentizität des Berichts soll veranschaulichen, dass Depression kein Zeichen von Schwäche oder mangelndem Willen ist, sondern vielmehr das Ergebnis einer komplexen Wechselwirkung von biologischen, genetischen und Umweltfaktoren.

Obwohl die Erkundung der persönlichen Geschichte eines Betroffenen wichtig ist, wollten wir auch sicherstellen, dass unsere Leserinnen und Leser praktische Ressourcen und einen fundierten Überblick über die Krankheit erhalten. Unser Ratgeber bietet Strategien zur Bewältigung und Selbstfürsorge sowie Informationen über professionelle Hilfsmöglichkeiten und Therapieansätze. Wir hoffen, dass dieser Teil des Buches als unterstützender Leitfaden dienen kann, nicht nur für Betroffene, sondern auch für Freunde, Familienangehörige und medizinisches Fachpersonal.

Es ist entscheidend, dass wir als Gesellschaft das Stigma um Depressionen und andere psychische Erkrankungen abbauen. Indem wir über die realen Erfahrungen von Betroffenen berichten und Informationen bereitstellen, können wir ein Bewusstsein schaffen und

Menschen ermutigen, Hilfe zu suchen und Unterstützung anzubieten.

Ich möchte allen danken, die an diesem Buch mitgewirkt haben, sei es durch ihre persönlichen Geschichten, ihre fachliche Expertise oder ihre Unterstützung. Unsere Hoffnung ist es, dass dieses Buch denjenigen, die von Depression betroffen sind, Trost und Hilfe bietet und denen, die nicht betroffen sind, den nötigen Einblick und das Verständnis vermittelt, um gemeinsam eine unterstützende und empathische Gesellschaft zu schaffen.